SOMMARIO

PROGRAMMA 1

Da: _______________________   A: _______________________

Ora, mi sento … Perché?

I miei Obiettivi: Cosa cambierò per farlo accadere:

Visualizzazzione di:

(Qui, scrivi come ti vedi in 21 giorni: fisicamente, mentalmente, cosa potrai fare... Questo dovrebbe essere un obiettivo raggiungibile, non sottovalutarti, ma anche stare attento a non sopravvalutarti!)

SONO MOTIVATO.A?

¡Proprio così!   Un po'...   Mi sto forzando, è per il mio bene

○   ○   ○

☕ PRIMA COLAZIONE:

🍗 PRANZO:

🍎 SNACK:

🥑 CENA:

☕ **PRIMA COLAZIONE:**

🍗 PRANZO:

🍎 SNACK:

🥑 CENA:

ATTIVITÀ SPORTIVA:

_________________________________   **Mi sento :**   ☀ ☀ ☀

Durata: _______________

☕ PRIMA COLAZIONE:

🍗 PRANZO:

🍎 SNACK:

🥑 CENA:

GIORNO 4: _____________

Mi sento : ☀ ☀ ☀

TEMPO DI SVEGLIA:_____________   TEMPO DI DORMIRE:_____________

🍵 PRIMA COLAZIONE:
____

🍗 PRANZO:
____
____

🍎 SNACK:
____

🥑 CENA:
____
____

ATTIVITÀ SPORTIVA:

_______________________________   **Mi sento :** ☀ ☀ ☀

Durata: _________________

☕ PRIMA COLAZIONE:

🍗 PRANZO:

🍎 SNACK:

🥑 CENA:

GIORNO 6: ________________   **Mi sento :** ☀ ☀ ☀

TEMPO DI SVEGLIA: ________________   TEMPO DI DORMIRE: ________________

☕ PRIMA COLAZIONE:

🍗 PRANZO:

🍎 SNACK:

🥑 CENA:

ATTIVITÀ SPORTIVA:

________________________________   **Mi sento :** ☀ ☀ ☀

Durata: ________________

GIORNO 7: _________   **Mi sento :** ☼ ☼ ☼

TEMPO DI SVEGLIA:_____________   TEMPO DI DORMIRE:_____________

☕ PRIMA COLAZIONE:

🍗 PRANZO:

🍎 SNACK:

🥑 CENA:

ATTIVITÀ SPORTIVA:

________________________   **Mi sento :** ☼ ☼ ☼

Durata: _____________

☕ PRIMA COLAZIONE:

🍗 PRANZO:

🍎 SNACK:

🥑 CENA:

GIORNO 9: _______________   **Mi sento :** ☀ ☀ ☀

TEMPO DI SVEGLIA:_______________   TEMPO DI DORMIRE:_______________

☕ PRIMA COLAZIONE:

🍗 PRANZO:

🍎 SNACK:

🥑 CENA:

ATTIVITÀ SPORTIVA:

_______________________________   **Mi sento :** ☀ ☀ ☀

Durata: _______________

GIORNO 10: _______________   **Mi sento :** ☀ ☀ ☀

TEMPO DI SVEGLIA:_______________   TEMPO DI DORMIRE:_______________

☕ PRIMA COLAZIONE:

🍗 PRANZO:

🍎 SNACK:

🥑 CENA:

ATTIVITÀ SPORTIVA:

_______________________________   **Mi sento :** ☀ ☀ ☀

Durata: _______________

GIORNO 11:_____________   **Mi sento :**   ☀ ☀ ☀

TEMPO DI SVEGLIA:_____________   TEMPO DI DORMIRE:_____________

☕ PRIMA COLAZIONE:

🍗 PRANZO:

🍎 SNACK:

🥑 CENA:

ATTIVITÀ SPORTIVA:

_______________________________   **Mi sento :**   ☀ ☀ ☀

Durata:_____________

GIORNO <u>12</u>:________   **Mi sento :**   ☀ ☀ ☀

TEMPO DI SVEGLIA:__________   TEMPO DI DORMIRE:__________

☕ PRIMA COLAZIONE:

🍗 PRANZO:

🍎 SNACK:

🥑 CENA:

ATTIVITÀ SPORTIVA:

________________________   **Mi sento :**   ☀ ☀ ☀

Durata: __________

☕ PRIMA COLAZIONE:

🍗 PRANZO:

🍎 SNACK:

🥑 CENA:

ATTIVITÀ SPORTIVA:

_________________________________   **Mi sento :** ☀ ☀ ☀

Durata: _________________

☕ PRIMA COLAZIONE:

🍗 PRANZO:

🍎 SNACK:

🥑 CENA:

ATTIVITÀ SPORTIVA:

______________________________   **Mi sento :** ☀ ☀ ☀

Durata: _______________

GIORNO 15: _______________   **Mi sento :**   ☀ ☀ ☀

TEMPO DI SVEGLIA:_______________   TEMPO DI DORMIRE:_______________

☕ PRIMA COLAZIONE:

🍗 PRANZO:

🍎 SNACK:

🥑 CENA:

ATTIVITÀ SPORTIVA:

_______________________________   **Mi sento :**   ☀ ☀ ☀

Durata: _______________

GIORNO 16: ________________   **Mi sento :**   ☀ ☀ ☀

TEMPO DI SVEGLIA: ________________   TEMPO DI DORMIRE: ________________

☕ PRIMA COLAZIONE:

🍗 PRANZO:

🍎 SNACK:

🥑 CENA:

ATTIVITÀ SPORTIVA:

________________________________   **Mi sento :**   ☀ ☀ ☀

Durata: ________________

GIORNO 17: _____________   **Mi sento :**   ☀ ☀ ☀

TEMPO DI SVEGLIA: _____________   TEMPO DI DORMIRE: _____________

PRIMA COLAZIONE:

PRANZO:

SNACK:

CENA:

ATTIVITÀ SPORTIVA:

_____________________________   **Mi sento :**   ☀ ☀ ☀

Durata: _____________

GIORNO 18: _____________   **Mi sento :** ☀ ☀ ☀

TEMPO DI SVEGLIA:_____________   TEMPO DI DORMIRE:_____________

☕ PRIMA COLAZIONE:

🍗 PRANZO:

🍎 SNACK:

🥑 CENA:

ATTIVITÀ SPORTIVA:

_______________________________ **Mi sento :** ☀ ☀ ☀

Durata: _______________

☕ PRIMA COLAZIONE:

🍗 PRANZO:

🍎 SNACK:

🥑 CENA:

GIORNO <u>20</u>: ______________   **Mi sento :** ☀ ☀ ☀

TEMPO DI SVEGLIA: ______________   TEMPO DI DORMIRE: ______________

☕ PRIMA COLAZIONE:

____

____

🍗 PRANZO:

____

____

____

🍎 SNACK:

____

____

🥑 CENA:

____

____

____

ATTIVITÀ SPORTIVA:

___________________________________   **Mi sento :** ☀ ☀ ☀

Durata: ______________

GIORNO 21: _____________

Mi sento : ☀ ☀ ☀

TEMPO DI SVEGLIA:________________   TEMPO DI DORMIRE:________________

☕ PRIMA COLAZIONE:

🍗 PRANZO:

🍎 SNACK:

🥑 CENA:

ATTIVITÀ SPORTIVA:

________________________________   **Mi sento :** ☀ ☀ ☀

Durata: ________________

Promemoria dei Miei Obiettivi

Risultato

Raggiunto ○	Non raggiunto ○
Raggiunto ○	Non raggiunto ○
Raggiunto ○	Non raggiunto ○
Raggiunto ○	Non raggiunto ○
Raggiunto ○	Non raggiunto ○
Raggiunto ○	Non raggiunto ○
Raggiunto ○	Non raggiunto ○

Le Mie Realizzazioni

Aree di Miglioramento

Ora, mi sento ... Perché?

PROGRAMMA 2

Da: _________________________   A: _________________________

Ora, mi sento ... Perché?

I miei Obiettivi: Cosa cambierò per farlo accadere:

Visualizzazzione di:

*(Qui, scrivi come ti vedi in 21 giorni: fisicamente, mentalmente, cosa potrai
fare... Questo dovrebbe essere un obiettivo raggiungibile, non sottovalutarti,
ma anche stare attento a non sopravvalutarti!)*

SONO MOTIVATO.A?

¡Proprio così!   Un po'...   Mi sto forzando, è per il mio bene
     ○   ○   ○

GIORNO 1:_________________   **Mi sento :** ☀ ☀ ☀

TEMPO DI SVEGLIA:_________________   TEMPO DI DORMIRE:_________________

☕ PRIMA COLAZIONE:

🍗 PRANZO:

🍎 SNACK:

🥑 CENA:

ATTIVITÀ SPORTIVA:

_________________________________   **Mi sento :** ☀ ☀ ☀

Durata: _________________

GIORNO 2: _______________   **Mi sento :**   ☀ ☀ ☀

TEMPO DI SVEGLIA: _______________   TEMPO DI DORMIRE: _______________

☕ PRIMA COLAZIONE:

🍗 PRANZO:

🍎 SNACK:

🥑 CENA:

ATTIVITÀ SPORTIVA:

_______________________________   **Mi sento :**   ☀ ☀ ☀

Durata: _______________

GIORNO 4:_____________

Mi sento : ☀ ☀ ☀

TEMPO DI SVEGLIA:_____________   TEMPO DI DORMIRE:_____________

☕ PRIMA COLAZIONE:

🍗 PRANZO:

🍎 SNACK:

🥑 CENA:

ATTIVITÀ SPORTIVA:

_________________________________   Mi sento : ☀ ☀ ☀

Durata: _____________

☕ PRIMA COLAZIONE:

🍗 PRANZO:

🍎 SNACK:

🥑 CENA:

GIORNO 6: _____________

Mi sento : ☀ ☀ ☀

TEMPO DI SVEGLIA: _____________   TEMPO DI DORMIRE: _____________

☕ PRIMA COLAZIONE:

🍗 PRANZO:

🍎 SNACK:

🥑 CENA:

ATTIVITÀ SPORTIVA:

_________________________________   **Mi sento :** ☀ ☀ ☀

Durata: _____________

PRIMA COLAZIONE:

PRANZO:

SNACK:

CENA:

GIORNO 8: __________

Mi sento :

TEMPO DI SVEGLIA: __________   TEMPO DI DORMIRE: __________

PRIMA COLAZIONE:

PRANZO:

SNACK:

CENA:

ATTIVITÀ SPORTIVA:

__________________________________   **Mi sento :**

Durata: __________

☕ PRIMA COLAZIONE:

🍗 PRANZO:

🍎 SNACK:

🥑 CENA:

PRIMA COLAZIONE:

PRANZO:

SNACK:

CENA:

ATTIVITÀ SPORTIVA:

__________________________________   **Mi sento :**

Durata: __________

☕ PRIMA COLAZIONE:

🍗 PRANZO:

🍎 SNACK:

🥑 CENA:

☕ PRIMA COLAZIONE:

🍗 PRANZO:

🍎 SNACK:

🥑 CENA:

☕ PRIMA COLAZIONE:

🍗 PRANZO:

🍎 SNACK:

🥑 CENA:

ATTIVITÀ SPORTIVA:

_______________________________   **Mi sento :** ☀ ☀ ☀

Durata: _______________

Mi sento :

TEMPO DI SVEGLIA:_____________   TEMPO DI DORMIRE:_____________

PRIMA COLAZIONE:

PRANZO:

SNACK:

CENA:

ATTIVITÀ SPORTIVA:

_______________________________   **Mi sento :**

Durata:_____________

GIORNO 15: _______________   Mi sento : ☀ ☀ ☀

TEMPO DI SVEGLIA: _______________   TEMPO DI DORMIRE: _______________

☕ PRIMA COLAZIONE:

🍗 PRANZO:

🍎 SNACK:

🥑 CENA:

ATTIVITÀ SPORTIVA:

_______________________________   Mi sento : ☀ ☀ ☀

Durata: _______________

GIORNO 16: __________

Mi sento : ☀ ☀ ☀

TEMPO DI SVEGLIA:__________

TEMPO DI DORMIRE:__________

☕ PRIMA COLAZIONE:

🍗 PRANZO:

🍎 SNACK:

🥑 CENA:

ATTIVITÀ SPORTIVA:

____

Durata: __________

Mi sento : ☀ ☀ ☀

GIORNO 17: ___________   **Mi sento :**   ☀ ☀ ☀

TEMPO DI SVEGLIA: ___________   TEMPO DI DORMIRE: ___________

☕ PRIMA COLAZIONE:

____

🍗 PRANZO:

____

____

🍎 SNACK:

____

🥑 CENA:

____

____

ATTIVITÀ SPORTIVA:

______________________________   **Mi sento :**   ☀ ☀ ☀

Durata: ___________

☕ PRIMA COLAZIONE:

🍗 PRANZO:

🍎 SNACK:

🥑 CENA:

☕ PRIMA COLAZIONE:

🍗 PRANZO:

🍎 SNACK:

🥑 CENA:

GIORNO 20: ___________

Mi sento :

TEMPO DI SVEGLIA: ___________   TEMPO DI DORMIRE: ___________

PRIMA COLAZIONE:

PRANZO:

SNACK:

CENA:

ATTIVITÀ SPORTIVA:

_______________________   **Mi sento :**

Durata: ___________

TEMPO DI SVEGLIA:_______________   TEMPO DI DORMIRE:_______________

☕ PRIMA COLAZIONE:

🍗 PRANZO:

🍎 SNACK:

🥑 CENA:

ATTIVITÀ SPORTIVA:

_________________________________   Mi sento :   ☀ ☀ ☀

Durata: _______________

Promemoria dei Miei Obiettivi   Risultato

Raggiunto ○	Non raggiunto ○
Raggiunto ○	Non raggiunto ○
Raggiunto ○	Non raggiunto ○
Raggiunto ○	Non raggiunto ○
Raggiunto ○	Non raggiunto ○
Raggiunto ○	Non raggiunto ○
Raggiunto ○	Non raggiunto ○

Le Mie Realizzazioni

Aree di Miglioramento

Ora, mi sento ... Perché?

PROGRAMMA 3

Da: _________________________   A: _________________________

Ora, mi sento ... Perché?

I miei Obiettivi: Cosa cambierò per farlo accadere:

Visualizzazzione di:
(Qui, scrivi come ti vedi in 21 giorni: fisicamente, mentalmente, cosa potrai fare... Questo dovrebbe essere un obiettivo raggiungibile, non sottovalutarti, ma anche stare attento a non sopravvalutarti!)

SONO MOTIVATO.A?

¡Proprio così!   Un po'...   Mi sto forzando, è per il mio bene
   ○   ○   ○

Mi sento :

TEMPO DI SVEGLIA: _____________   TEMPO DI DORMIRE: _____________

☕ PRIMA COLAZIONE:

🍗 PRANZO:

🍎 SNACK:

🥑 CENA:

ATTIVITÀ SPORTIVA:

_______________________________   **Mi sento :**

Durata: _____________

GIORNO 2: _______   **Mi sento :** ☀ ☀ ☀

TEMPO DI SVEGLIA: _______   TEMPO DI DORMIRE: _______

☕ PRIMA COLAZIONE:

🍗 PRANZO:

🍎 SNACK:

🥑 CENA:

ATTIVITÀ SPORTIVA:
_______   **Mi sento :** ☀ ☀ ☀
Durata: _______

GIORNO 3: _____________

Mi sento :

TEMPO DI SVEGLIA:_____________   TEMPO DI DORMIRE:_____________

PRIMA COLAZIONE:

PRANZO:

SNACK:

CENA:

ATTIVITÀ SPORTIVA:

_________________________________   **Mi sento :**

Durata: _________________

☕ PRIMA COLAZIONE:

🍗 PRANZO:

🍎 SNACK:

🥑 CENA:

GIORNO 5: _____________

Mi sento : ☀ ☀ ☀

TEMPO DI SVEGLIA: _____________   TEMPO DI DORMIRE: _____________

PRIMA COLAZIONE:

PRANZO:

SNACK:

CENA:

ATTIVITÀ SPORTIVA:

_________________________________   **Mi sento :** ☀ ☀ ☀

Durata: _____________

☕ PRIMA COLAZIONE:

🍗 PRANZO:

🍎 SNACK:

🥑 CENA:

GIORNO 7: _______________   **Mi sento :**   ☀ ☀ ☀

TEMPO DI SVEGLIA: _______________   TEMPO DI DORMIRE: _______________

🍵 PRIMA COLAZIONE:

🍗 PRANZO:

🍎 SNACK:

🥑 CENA:

ATTIVITÀ SPORTIVA:

___________________________________   **Mi sento :**   ☀ ☀ ☀

Durata: _______________

GIORNO 8: __________   **Mi sento :** ☀ ☀ ☀

TEMPO DI SVEGLIA: __________   TEMPO DI DORMIRE: __________

☕ PRIMA COLAZIONE:

🍗 PRANZO:

🍎 SNACK:

🥑 CENA:

ATTIVITÀ SPORTIVA:

__________________________   **Mi sento :** ☀ ☀ ☀

Durata: __________

GIORNO 9: _____________   Mi sento : ☀ ☀ ☀

TEMPO DI SVEGLIA:_____________   TEMPO DI DORMIRE:_____________

☕ PRIMA COLAZIONE:

🍗 PRANZO:

🍎 SNACK:

🥑 CENA:

ATTIVITÀ SPORTIVA:

_________________________________   Mi sento : ☀ ☀ ☀

Durata: _______________

☕ **PRIMA COLAZIONE:**

🍗 **PRANZO:**

🍎 **SNACK:**

🥑 **CENA:**

GIORNO 11: _________________   **Mi sento :** ☀ ☀ ☀

TEMPO DI SVEGLIA: _____________   TEMPO DI DORMIRE: _____________

☕ PRIMA COLAZIONE:

🍗 PRANZO:

🍎 SNACK:

🥑 CENA:

ATTIVITÀ SPORTIVA:

___________________________   **Mi sento :** ☀ ☀ ☀

Durata: _______________

☕ PRIMA COLAZIONE:

🍗 PRANZO:

🍎 SNACK:

🥑 CENA:

GIORNO <u>13</u>: _______________   Mi sento : ☀ ☀ ☀

TEMPO DI SVEGLIA:_______________   TEMPO DI DORMIRE:_______________

☕ PRIMA COLAZIONE:

🍗 PRANZO:

🍎 SNACK:

🥑 CENA:

ATTIVITÀ SPORTIVA:

_______________________________   **Mi sento :** ☀ ☀ ☀

Durata: _______________

PRIMA COLAZIONE:

PRANZO:

SNACK:

CENA:

GIORNO 15: _____________

Mi sento :

TEMPO DI SVEGLIA: _____________   TEMPO DI DORMIRE: _____________

☕ PRIMA COLAZIONE:

🍗 PRANZO:

🍎 SNACK:

🥑 CENA:

ATTIVITÀ SPORTIVA:

_______________________________   **Mi sento :**

Durata: _____________

☕ PRIMA COLAZIONE:

🍗 PRANZO:

🍎 SNACK:

🥑 CENA:

GIORNO 17: _______________   **Mi sento :**   ☀ ☀ ☀

TEMPO DI SVEGLIA:_______________   TEMPO DI DORMIRE:_______________

☕ PRIMA COLAZIONE:

🍗 PRANZO:

🍎 SNACK:

🥑 CENA:

ATTIVITÀ SPORTIVA:

_______________________________   **Mi sento :**   ☀ ☀ ☀

Durata: _______________

☕ PRIMA COLAZIONE:

🍗 PRANZO:

🍎 SNACK:

🥑 CENA:

GIORNO 19: _______________   **Mi sento :**

TEMPO DI SVEGLIA:_______________   TEMPO DI DORMIRE:_______________

☕ PRIMA COLAZIONE:

🍗 PRANZO:

🍎 SNACK:

🥑 CENA:

ATTIVITÀ SPORTIVA:

————————————————————   **Mi sento :**

Durata: _______________

☕ PRIMA COLAZIONE:

🍗 PRANZO:

🍎 SNACK:

🥑 CENA:

☕ PRIMA COLAZIONE:

🍗 PRANZO:

🍎 SNACK:

🥑 CENA:

69

Promemoria dei Miei Obiettivi

Risultato

Raggiunto ◯	Non raggiunto ◯
Raggiunto ◯	Non raggiunto ◯
Raggiunto ◯	Non raggiunto ◯
Raggiunto ◯	Non raggiunto ◯
Raggiunto ◯	Non raggiunto ◯
Raggiunto ◯	Non raggiunto ◯
Raggiunto ◯	Non raggiunto ◯

Le Mie Realizzazioni

Aree di Miglioramento

Ora, mi sento ... Perché?

PROGRAMMA 4

Da: _____________________   A: _____________________

Ora, mi sento … Perché?

I miei Obiettivi: Cosa cambierò per farlo accadere:

Visualizzazzione di:
(Qui, scrivi come ti vedi in 21 giorni: fisicamente, mentalmente, cosa potrai fare… Questo dovrebbe essere un obiettivo raggiungibile, non sottovalutarti, ma anche stare attento a non sopravvalutarti!)

SONO MOTIVATO.A?

¡Proprio così!   Un po'…   Mi sto forzando, è per il mio bene
     ○   ○   ○

TEMPO DI SVEGLIA:_____________   TEMPO DI DORMIRE:___________

☕ PRIMA COLAZIONE:

🍗 PRANZO:

🍎 SNACK:

🥑 CENA:

ATTIVITÀ SPORTIVA:

________________________________   Mi sento : ☀ ☀ ☀

Durata: _______________

GIORNO 2: _______________   **Mi sento :**   ☀ ☀ ☀

TEMPO DI SVEGLIA: _______________   TEMPO DI DORMIRE: _______________

☕ PRIMA COLAZIONE:

🍗 PRANZO:

🍎 SNACK:

🥑 CENA:

ATTIVITÀ SPORTIVA:

_______________________________   **Mi sento :**   ☀ ☀ ☀

Durata: _______________

☕ PRIMA COLAZIONE:

🍗 PRANZO:

🍎 SNACK:

🥑 CENA:

ATTIVITÀ SPORTIVA:

_______________________________   **Mi sento :**   ☀ ☀ ☀

Durata:_______________

Mi sento : ☀ ☀ ☀

TEMPO DI SVEGLIA: _____________   TEMPO DI DORMIRE: _____________

☕ PRIMA COLAZIONE:

🍗 PRANZO:

🍎 SNACK:

🥑 CENA:

ATTIVITÀ SPORTIVA:

____

Durata: _______________

Mi sento : ☀ ☀ ☀

GIORNO 5: _____________

Mi sento : ☀ ☀ ☀

TEMPO DI SVEGLIA: _____________   TEMPO DI DORMIRE: _____________

☕ PRIMA COLAZIONE:

🍗 PRANZO:

🍎 SNACK:

🥑 CENA:

ATTIVITÀ SPORTIVA:

_______________________________   **Mi sento :** ☀ ☀ ☀

Durata: _____________

GIORNO 6: _____________

Mi sento : ☀ ☀ ☀

TEMPO DI SVEGLIA: _____________   TEMPO DI DORMIRE: _____________

☕ PRIMA COLAZIONE:

🍗 PRANZO:

🍎 SNACK:

🥑 CENA:

ATTIVITÀ SPORTIVA:

_________________________________   **Mi sento :** ☀ ☀ ☀

Durata: _____________

☕ PRIMA COLAZIONE:

🍗 PRANZO:

🍎 SNACK:

🥑 CENA:

☕ PRIMA COLAZIONE:

🍗 PRANZO:

🍎 SNACK:

🥑 CENA:

ATTIVITÀ SPORTIVA:

___________________________   **Mi sento :**   ☀ ☀ ☀

Durata: ___________

TEMPO DI SVEGLIA: _____________   TEMPO DI DORMIRE: _______________

☕ PRIMA COLAZIONE:

🍗 PRANZO:

🍎 SNACK:

🥑 CENA:

ATTIVITÀ SPORTIVA:

_______________________________   **Mi sento :** ☀ ☀ ☀

Durata: _________________

☕ PRIMA COLAZIONE:

🍗 PRANZO:

🍎 SNACK:

🥑 CENA:

GIORNO 11: _____________   **Mi sento :**   ☀ ☀ ☀

TEMPO DI SVEGLIA: _____________   TEMPO DI DORMIRE: _____________

☕ PRIMA COLAZIONE:

____

____

🍗 PRANZO:

____

____

____

🍎 SNACK:

____

🥑 CENA:

____

____

____

ATTIVITÀ SPORTIVA:

_______________________________   **Mi sento :**   ☀ ☀ ☀

Durata: _______________

☕ PRIMA COLAZIONE:

🍗 PRANZO:

🍎 SNACK:

🥑 CENA:

ATTIVITÀ SPORTIVA:

________________________________   **Mi sento :** ☀ ☀ ☀

Durata: _____________

☕ PRIMA COLAZIONE:

____

____

🍗 PRANZO:

____

____

____

🍎 SNACK:

____

____

🥑 CENA:

____

____

____

ATTIVITÀ SPORTIVA:

_______________________________   **Mi sento :** ☀ ☀ ☀

Durata: _______________

TEMPO DI SVEGLIA: _____________ TEMPO DI DORMIRE: _____________

PRIMA COLAZIONE:

PRANZO:

SNACK:

CENA:

ATTIVITÀ SPORTIVA:

_________________________________ Mi sento :

Durata: _____________

☕ PRIMA COLAZIONE:

🍗 PRANZO:

🍎 SNACK:

🥑 CENA:

ATTIVITÀ SPORTIVA:
_________________________   **Mi sento :** ☀ ☀ ☀
Durata: _______________

GIORNO 16: _______________   Mi sento : ☀ ☀ ☀

TEMPO DI SVEGLIA:_______________   TEMPO DI DORMIRE:_______________

☕ PRIMA COLAZIONE:

🍗 PRANZO:

🍎 SNACK:

🥑 CENA:

ATTIVITÀ SPORTIVA:

_______________________________   Mi sento : ☀ ☀ ☀

Durata: _______________

GIORNO <u>17</u>:________   **Mi sento :**   ☀ ☀ ☀

TEMPO DI SVEGLIA:____________   TEMPO DI DORMIRE:____________

☕ PRIMA COLAZIONE:

____

🍗 PRANZO:

____

____

🍎 SNACK:

____

🥑 CENA:

____

ATTIVITÀ SPORTIVA:

________________________________   **Mi sento :**   ☀ ☀ ☀

Durata: ________________

TEMPO DI SVEGLIA:___________   TEMPO DI DORMIRE:___________

☕ PRIMA COLAZIONE:

🍗 PRANZO:

🍎 SNACK:

🥑 CENA:

ATTIVITÀ SPORTIVA:

_______________________   Mi sento :

Durata:___________

GIORNO 19: _______________   **Mi sento :** ☀ ☀ ☀

TEMPO DI SVEGLIA:_______________   TEMPO DI DORMIRE:_______________

☕ PRIMA COLAZIONE:

🍗 PRANZO:

🍎 SNACK:

🥑 CENA:

ATTIVITÀ SPORTIVA:

—————————————————————   **Mi sento :** ☀ ☀ ☀

Durata: _______________

GIORNO <u>20</u>: ___________   **Mi sento :**

TEMPO DI SVEGLIA: ___________   TEMPO DI DORMIRE: ___________

☕ PRIMA COLAZIONE:

🍗 PRANZO:

🍎 SNACK:

🥑 CENA:

ATTIVITÀ SPORTIVA:

___________________________   **Mi sento :**

Durata: ___________

Promemoria dei Miei Obiettivi   Risultato

Raggiunto ○	Non raggiunto ○
Raggiunto ○	Non raggiunto ○
Raggiunto ○	Non raggiunto ○
Raggiunto ○	Non raggiunto ○
Raggiunto ○	Non raggiunto ○
Raggiunto ○	Non raggiunto ○
Raggiunto ○	Non raggiunto ○

Le Mie Realizzazioni

Aree di Miglioramento

Ora, mi sento … Perché?

PROGRAMMA 5

Da: _________________________   A: _________________________

Ora, mi sento … Perché?

I miei Obiettivi: Cosa cambierò per farlo accadere:

Visualizzazzione di:

(Qui, scrivi come ti vedi in 21 giorni: fisicamente, mentalmente, cosa potrai fare... Questo dovrebbe essere un obiettivo raggiungibile, non sottovalutarti, ma anche stare attento a non sopravvalutarti!)

SONO MOTIVATO.A?

¡Proprio così!   Un po'...   Mi sto forzando, è per il mio bene

   ○   ○   ○

GIORNO 1: _______________ **Mi sento :** ☀ ☀ ☀

TEMPO DI SVEGLIA:_______________ TEMPO DI DORMIRE:_______________

☕ PRIMA COLAZIONE:

🍗 PRANZO:

🍎 SNACK:

🥑 CENA:

ATTIVITÀ SPORTIVA:

_______________________________ **Mi sento :** ☀ ☀ ☀

Durata: _______________

PRIMA COLAZIONE:

PRANZO:

SNACK:

CENA:

GIORNO 3: ________________   **Mi sento :** ☀ ☀ ☀

TEMPO DI SVEGLIA:________________   TEMPO DI DORMIRE:________________

☕ PRIMA COLAZIONE:

🍗 PRANZO:

🍎 SNACK:

🥑 CENA:

ATTIVITÀ SPORTIVA:

________________________________   **Mi sento :** ☀ ☀ ☀

Durata: ________________

GIORNO 4: _________________   **Mi sento :** ☀ ☀ ☀

TEMPO DI SVEGLIA: _________________   TEMPO DI DORMIRE: _________________

☕ PRIMA COLAZIONE:

____

🍗 PRANZO:

____

🍎 SNACK:

____

🥑 CENA:

____

ATTIVITÀ SPORTIVA:

_______________________________ **Mi sento :** ☀ ☀ ☀

Durata: _________________

GIORNO 5:________

Mi sento : ☀ ☀ ☀

TEMPO DI SVEGLIA:____________   TEMPO DI DORMIRE:____________

☕ PRIMA COLAZIONE:

🍗 PRANZO:

🍎 SNACK:

🥑 CENA:

ATTIVITÀ SPORTIVA:

____________________________   **Mi sento :** ☀ ☀ ☀

Durata:____________

GIORNO 6:______________   **Mi sento :** ☀ ☀ ☀

TEMPO DI SVEGLIA:______________   TEMPO DI DORMIRE:______________

☕ PRIMA COLAZIONE:

🍗 PRANZO:

🍎 SNACK:

🥑 CENA:

ATTIVITÀ SPORTIVA:

_______________________________   **Mi sento :** ☀ ☀ ☀

Durata: _______________

GIORNO 7: ________________

Mi sento :

TEMPO DI SVEGLIA: ________________   TEMPO DI DORMIRE: ________________

☕ PRIMA COLAZIONE:

🍗 PRANZO:

🍎 SNACK:

🥑 CENA:

ATTIVITÀ SPORTIVA:

________________________________   **Mi sento :**

Durata: ________________

GIORNO 8: _______________   **Mi sento :** ☀ ☀ ☀

TEMPO DI SVEGLIA:_______________   TEMPO DI DORMIRE:_______________

☕ PRIMA COLAZIONE:

🍗 PRANZO:

🍎 SNACK:

🥑 CENA:

ATTIVITÀ SPORTIVA:

_______________________________   **Mi sento :** ☀ ☀ ☀

Durata: _______________

GIORNO 9:_________   **Mi sento :** ☀ ☀ ☀

TEMPO DI SVEGLIA:_____________   TEMPO DI DORMIRE:_______________

☕ PRIMA COLAZIONE:

🍗 PRANZO:

🍎 SNACK:

🥑 CENA:

ATTIVITÀ SPORTIVA:

__________________________   **Mi sento :** ☀ ☀ ☀

Durata: _______________

TEMPO DI SVEGLIA: _____________   TEMPO DI DORMIRE: _____________

☕ PRIMA COLAZIONE:

🍗 PRANZO:

🍎 SNACK:

🥑 CENA:

ATTIVITÀ SPORTIVA:

_________________________________   Mi sento :

Durata: _________________

☕ PRIMA COLAZIONE:

🍗 PRANZO:

🍎 SNACK:

🥑 CENA:

GIORNO <u>12</u>:_____________

Mi sento : ☀ ☀ ☀

TEMPO DI SVEGLIA:_____________   TEMPO DI DORMIRE:_____________

☕ PRIMA COLAZIONE:

🍗 PRANZO:

🍎 SNACK:

🥑 CENA:

ATTIVITÀ SPORTIVA:

_______________________________   **Mi sento :** ☀ ☀ ☀

Durata: _________________

☕ PRIMA COLAZIONE:

🍗 PRANZO:

🍎 SNACK:

🥑 CENA:

☕ PRIMA COLAZIONE:

🍗 PRANZO:

🍎 SNACK:

🥑 CENA:

GIORNO 16: _____________

TEMPO DI SVEGLIA:_______________   TEMPO DI DORMIRE:_______________

☕ PRIMA COLAZIONE:

🍗 PRANZO:

🍎 SNACK:

🥑 CENA:

ATTIVITÀ SPORTIVA:

_________________________________   Mi sento :

Durata: _________________

GIORNO 17: _______________

Mi sento :

TEMPO DI SVEGLIA: _______________   TEMPO DI DORMIRE: _______________

☕ PRIMA COLAZIONE:

🍗 PRANZO:

🍎 SNACK:

🥑 CENA:

ATTIVITÀ SPORTIVA:

_______________________________________   **Mi sento :**

Durata: _______________

Mi sento : ☀ ☀ ☀

TEMPO DI SVEGLIA: ___________   TEMPO DI DORMIRE: ___________

🍵 PRIMA COLAZIONE:

🍗 PRANZO:

🍎 SNACK:

🥑 CENA:

ATTIVITÀ SPORTIVA:

___________________________   **Mi sento :** ☀ ☀ ☀

Durata: ___________

GIORNO 19: _______________   **Mi sento :** ☀ ☀ ☀

TEMPO DI SVEGLIA: _______________   TEMPO DI DORMIRE: _______________

☕ PRIMA COLAZIONE:

🍗 PRANZO:

🍎 SNACK:

🥑 CENA:

ATTIVITÀ SPORTIVA:

_______________________________________   **Mi sento :** ☀ ☀ ☀

Durata: _______________

GIORNO <u>20</u>:

Mi sento :

TEMPO DI SVEGLIA: ___________   TEMPO DI DORMIRE: ___________

☕ PRIMA COLAZIONE:

🍗 PRANZO:

🍎 SNACK:

🥑 CENA:

ATTIVITÀ SPORTIVA:

___________________________   **Mi sento :**

Durata: ___________

☕ PRIMA COLAZIONE:

🍗 PRANZO:

🍎 SNACK:

🥑 CENA:

Promemoria dei Miei Obiettivi

Risultato

Raggiunto ○	Non raggiunto ○
Raggiunto ○	Non raggiunto ○
Raggiunto ○	Non raggiunto ○
Raggiunto ○	Non raggiunto ○
Raggiunto ○	Non raggiunto ○
Raggiunto ○	Non raggiunto ○
Raggiunto ○	Non raggiunto ○

Le Mie Realizzazioni

Aree di Miglioramento

Ora, mi sento ... Perché?